ÉTUDE EXPÉRIMENTALE

DE

L'ÉTAT DE RÉFLECTIVITÉ EXAGÉRÉE

DÉTERMINÉ PAR LE CHLORALOSE

Par A. MOUKHTAR

Assistant au laboratoire de thérapeutique de l'Université de Genève[1]

(Travail du laboratoire de M. le Professeur Mayor)

Au cours d'une étude comparative que nous avions entreprise sur quelques substances hypnotiques, nous avons été amené à examiner de près l'action du chloralose sur la motilité.

Les études de Ch. Richet et Hanriot ont mis en relief les très intéressantes particularités de ce corps qui agit d'une manière différente sur les centres nerveux supérieurs d'une part et sur la mœlle d'autre part. Ces auteurs décrivent l'état de l'animal chloralosé en disant « que le cerveau est engourdi et que la moelle est éveillée, non seulement éveillée, mais encore surexcitée. Le chloralose, qui engourdit l'action cérébrale, stimule l'action médullaire à peu près comme la strychnine[2]. »

En effet, voici ce qui se passe lorsqu'on injecte, par exemple, à un lapin dans la veine marginale de l'oreille $0^{gr},05$ de chloralose par kilogr. en solution à 8 °/₀₀. Au début l'animal présente souvent une courte période d'excitation avec trouble manifeste d'équilibre. Puis il se tranquillise, reste immobile, devient

[1] In : *Journ. de phys. et de pathol. générale*, 1908, p. 852.

[2] *Dictionnaire de Physiologie*, article Chloralose.

somnolent et au bout de 20 à 40 minutes environ il s'endort profondément. En ce moment on constate une exagération nette des réflexes tendineux. Un peu plus tard l'excitabilité exagérée des centres bulbaires et médullaires se manifeste d'une manière plus complexe : lorsqu'on pince les pattes de l'animal ou lorsqu'on lui imprime une secousse brusque, on provoque des soubresauts brusques de tout le corps qui se répètent à plusieurs reprises. Nous pouvons dire dès maintenant qu'il s'agit là d'un phénomène inconscient, puisqu'il se présente même chez le pigeon écérébré. Les expériences des mêmes auteurs ont démontré que, chez les animaux endormis par le chloralose, l'excitation électrique du gyrus sigmoïde provoque des mouvements bien moindres que chez un animal non chloralosé ; en outre si l'on pratique l'ablation de la couche corticale, on observe que l'excitabilité est augmentée, comme si la substance grise, sous l'influence du chloralose, opposait une résistance plus grande à l'excitation électrique.

Au premier abord il semble que l'on puisse interpréter assez facilement cette coïncidence d'un engourdissement psychique avec une stimulation médullaire, en admettant que sous l'influence du chloralose l'effet inhibiteur des centres supérieurs sur la moelle se supprime. Si le fait était exact, c'est-à-dire si on arrivait à démontrer que le chloralose n'agit qu'en supprimant l'action des centres supérieurs tout en laissant intacte l'activité bulbo-médullaire, nous posséderions un agent précieux pour l'étude des actions pharmacodynamiques de plusieurs substances, et en particulier des substances convulsivantes. Nous pourrions ainsi, grâce au chloralose, déterminer, par exemple, le rôle que les centres supérieurs jouent dans la genèse des différentes espèces de convulsions.

Pour nous rendre compte de l'exactitude de cette opinion, nous avons entrepris une série d'expériences dont nous allons donner le résumé. Ces expériences, en outre, devaient, dans notre esprit, constituer une base permettant l'étude comparative des actions pharmacodynamiques d'autres hypnotiques qui, comme le véronal ou le trional, possèdent eux aussi la propriété de ne pas abolir les réflexes tendineux, et même tendent à les exagérer.

* * *

Lorsqu'on étudie de plus près l'exagération des réflexes tendineux et les soubresauts convulsifs qu'on peut provoquer chez les animaux chloralosés en les excitant, on voit que les deux ordres de phénomènes dont nous parlons ne se superposent pas toujours. Sous l'influence de petites doses, juste suffisantes pour provoquer le sommeil chez le lapin, on voit souvent se manifester en premier lieu l'exagération des réflexes tendineux, tandis que ce n'est qu'un peu plus tard qu'on remarque l'apparition des secousses généralisées. Cette dernière réaction disparaît généralement avant la diminution de l'exagération des réflexes. En outre, quelquefois, les mêmes lapins chez lesquels le pincement ou l'ébranlement provoquent des secousses, se trouvent simultanément offrir un affaiblissement des réflexes tendineux. Ce phénomène qui se présente accidentellement au cours de l'expérience persiste parfois plusieurs minutes.

N° 1. — *Lapin*, 1,790 gr., reçoit 0gr,047 de chloralose par kilogr. dans la veine marginale de l'oreille.

Au bout de 2 minutes, il présente du nystagmus qui dure 20 minutes. Au bout de quinze minutes, les réflexes sont très exagerés. Au bout de 30 minutes, l'animal s'endort. C'est au bout d'une heure seulement qu'on peut provoquer, par le pincement, des secousses. Cet état dure environ 1 heure ; 20 minutes après sa disparition, les réflexes sont encore nettement exagérés.

N° 2. — *Lapin*, 1,680 gr. reçoit dans une veine marginale de l'oreille 0gr,045 de chloralose par kilog. Au bout de 20 minutes, il s'endort ; au bout de 35 minutes, présente des réflexes exagerés ; au bout de 40 minutes, commence à avoir des secousses au pincement. Ce phénomène devient plus intense une heure apres le début de l'expérience et disparaît 15 minutes avant la diminution des réflexes tendineux.

Voici maintenant une expérience où on constate la disparition des réflexes tendineux avec persistance des secousses multiples provoquées par de brusques mouvements imprimés à l'animal.

N° 3. — *Lapin*, 1,190 gr.

2h,30. — Injection dans la veine auriculaire de 0gr,07 de chloralose par kilogr.

2h,40. — Sommeil profond. Réflexe rotulien exagéré. Secousses lorsqu'on excite brusquement l'animal. Reflexe cornéen conservé.

3 heures. — Même état.

3h,50. — Reflexe tendineux très faible, réflexe cornéen émoussé. Par contre, lorsqu on ebranle fortement l'animal, on provoque des secousses brusques, violentes, répétées.

4 heures. — Même etat.

Le lendemain, l'animal est bien portant.

Nous pourrions multiplier ces observations. Elles nous montrent que l'exagération des réflexes et les secousses convulsives provoquées ne sont très probablement pas de même origine.

On avait déjà observé que la section de la moelle épinière entre les deux omoplates empêchait la production des secousses dans le train postérieur. L'animal qui a subi cette opération ne présente plus de secousses que dans le train antérieur.

On peut répéter cette expérience d'une manière un peu différente. Si l'on sectionne la moelle en ménageant le cordon postérieur, d'un côté, on remarque que c'est seulement le pincement d'une patte qui provoque des secousses, lesquelles, cela va sans dire, se limitent également au train antérieur. Les réflexes tendineux des pattes postérieures chez les animaux à moelle complètement sectionnée ont été, dans quelques expériences, nettement exagérés après l'injection du chloralose. De cela, on peut conclure que l'exagération du réflexe tendineux n'est pas seulement due à l'abolition de l action inhibitrice des centres supérieurs sur la moelle, puisque, après la section complète de la moelle, le chloralose est encore capable d'augmenter les réflexes tendineux ; tandis que les secousses multiples qu'on provoque, en pinçant ou en secouant l'animal chloralosé, ne sont pas d'origine médullaire, car la section de la moelle les supprime dans le train postérieur.

Pour localiser la région qui engendre les secousses chloralosiques de ce genre, nous avons fait quelques recherches sur les pigeons. Chez ces animaux, l'effet du chloralose est identique à celui qu'on observe chez les lapins et les chiens. L'injection de 0gr,02 de chloralose par kilogr. sous la peau d'un pigeon provoque le sommeil avec l'hyperexcitabilité susmentionnée.

Si on enlève quelques jours d'avance le cerveau chez ces animaux et qu'on leur injecte la même dose de chloralose, on voit encore survenir le sommeil, quoique plus tardivement peut-être que chez un pigeon non opéré ; et ce sommeil imposé s'accompagne de l'état de surexcitabilité qui caractérise les effets du chloralose chez l'animal non écérébré.

Nous donnons ici comme exemple une seule de nos observations :

N° 4. — *Pigeon*, 300 gr.

Le 17 avril 1907. — Ablation du cerveau.

Le 19 avril 1907. — 4h,10. — Injection hypodermique de 0gr,008 de chloralose, solution à 8 °/oo.

4h,50. — Chancelle lorsqu'on le force à marcher.

4h55. — Ferme les yeux, paraît dormir ; lorsqu'on le couche sur le côté, il garde quelques moments cette position.

5h,30. — Couché sur le côté, dort. Lorsqu'on le déplace brusquement il exécute des mouvements brusques et répétés des ailes, de la tête et des pattes.

7 heures. — Réveillé.

Le pigeon est mort le lendemain.

Les autres expériences de ce genre nous ont donné des résultats identiques. Nous serons d'ailleurs amené à en mentionner quelques-unes ultérieurement.

Chez quelques autres pigeons nous avons enlevé, avec le cerveau, les lobes optiques et le cervelet. Les animaux ainsi mutilés succombent très facilement. Souvent on n'arrive pas à enlever complètement les lobes optiques ou le cervelet. En outre, même lorsque l'opération est réussie, les pigeons restent volontiers sous l'influence de l'excitation traumatique et présentent les différentes déviations, les culbutes, les roulements que l'on connaît. Mais dans quelques rares cas l'on obtient un résultat assez satisfaisant ; l'animal reste immobile, flasque, la tête peu ou point déviée, et il survit assez longtemps pour permettre la disparition des effets de l'anesthésique (éther). En lui injectant alors 0gr,02 de chloralose par kilogr., on fait apparaître une hyperexcitabilité manifeste. Si l'animal opéré est de ceux qui présentent une tendance aux mouvements de culbutes ou de roulement, il arrive qu'on voit ces phénomènes augmenter sous l'influence de l'injection.

De ce que nous venons de décrire on peut conclure que les secousses multiples qu'on observe chez les animaux chloralosés ne sont ni d'origine cérébrale, ni d'origine cérébelleuse : elles persistent également lorsqu'on supprime les lobes optiques ; et comme ce qui se passe chez les lapins à moelle sectionnée prouve qu'elles ne proviennent pas de la moelle, on en peut déduire qu'il s'agit très probablement d'un phénomène bulbo-protubérantiel.

Il semblerait donc logique d'admettre que sous l'influence du chloralose le cerveau est déprimé (sommeil, diminution de l'excitabilité électrique de la zone motrice cérébrale), tandis que l'activité motrice bulbaire et médullaire est exagérée (secousses multiples d'origine bulbo-protubérantielle et exagération des réflexes tendineux des pattes d'origine médullaire).

Puisque chez les animaux écérébrés le chloralose fait apparaître des secousses multiples, on est amené à conclure que son action ne se réduit pas à supprimer le contrôle inhibiteur des centres supérieurs, mais qu'elle s'exerce dans le sens d'une excitation directe sur la protubérance, le bulbe et la moelle. Cependant, comme nous allons le voir, cette double interprétation de nos premiers résultats n'est pas entièrement exacte.

Pour vérifier directement cette hypothèse, qui semblait s'imposer, que le chloralose est un excitant de l'appareil bulbo-protubérantiel et médullaire, nous avons examiné si cette action excitante ajoutait à la puissance convulsivante d'un corps s'adressant aux mêmes régions du système nerveux central.

On admet généralement, et les travaux récents paraissent le confirmer, que les différentes espèces de mouvements convulsifs sont commandées par des régions différentes du système nerveux. Samaia, dans un travail fait dans le laboratoire du professeur J.-L. Prevost, sur le siège des convulsions épileptiformes[1], conclut que le centre des convulsions cloniques est bulbaire chez le cobaye, bulbaire ou basilaire chez le lapin, exclusivement cortical chez le chien et le chat adulte. Il emploie, pour provoquer les convulsions, le courant alternatif. Déjà plusieurs auteurs, ayant expérimenté sur les chiens auxquels ils enlevaient les couches motrices corticales du cerveau, avaient vu que la strychine, dans ces conditions, ne provoquait plus que des crises toniques et des mouvements de course sans crise clonique. La moelle est censée provoquer exclusivement des crises toniques. *A priori* chez le lapin et le cobaye, le chloralose, qui paraît exalter l'activité motrice bulbo-protu-

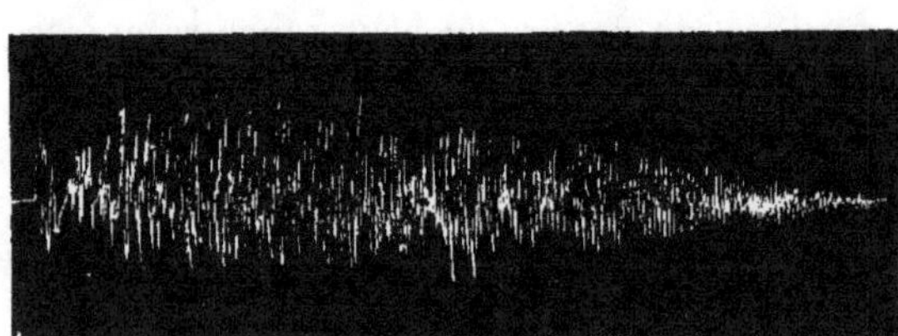

Fig. 1. — Convulsions strychniques chez un cobaye non chloralosé.

[1] N. Samaja. Siège des convulsions épileptiformes toniques et cloniques. *Revue médicale de la Suisse romande*, février et mars 1903.

bérantielle et médullaire, devrait plutôt favoriser la convulsion tonique et clonique à la suite de l'injection d'une substance convulsivante. Or l'expérience ne confirme pas cette prévision. Le chloralose modifie toute espèce de convulsions et diminue en quelque sorte leur intensité. Aussi un lapin ou un cobaye endormi par le chloralose, ayant ses réflexes exagérés, et présentant des secousses au pincement, n'offre plus, sous l'influence d'une dose modérée de strychnine, des convulsions toniques d'une certaine durée. En outre les mouvements convulsifs qu'il présente diffèrent des convulsions cloniques typiques (comparer les tracés n° 1 et n° 2). Ils se manifestent sous forme de secousses de courte durée séparées les unes des autres par une pause relativement longue. Dans une convulsion clonique les mouvements d'un membre sont pour ainsi dire incessants, les pattes passent sans intervalle prolongé de l'extension à la flexion. Au contraire, chez l'animal chloralosé la patte se raidit brusquement pendant une seconde ou une fraction de seconde, puis se relâche et reste au repos pendant plus ou moins longtemps. Il s'agit de courtes secousses convulsives isolées, non fusionnées les unes avec les autres et se répétant plus ou moins fréquemment.

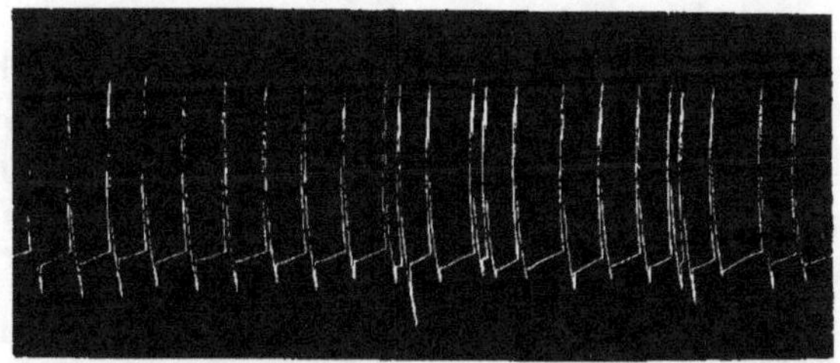

Fig. 2. — Secousses non fusionnées provoquées par la strychnine chez un cobaye chloralosé.

Le corps entier est animé de mouvements semblables et l'animal exécute ainsi des soubresauts successifs.

Nous donnons ici comme exemple les protocoles de quelques-unes de nos expériences :

N° 5. — *Lapin*, 2.380 gr.

4h,25 à 35. — Injection dans la veine marginale de l'oreille 0gr,12 de chloralose = 15 c. c. d'une solution à 8 ‰ (chloralose 0,80, chlorure de sodium 0,60, eau 100) = 0gr,05 par kilogr.

4h,37. — L'animal s'endort.

4h,50. — Exagération des réflexes tendineux, secousses au pincement.

5h,5. — Même état. Injection de 1/4 c. c. de chlorhydrate de strychnine à 1 °/oo = 1/4 de milligramme.

5h,15. — Aucune convulsion.

5h,18. — Injection de 1/4 c c. de chlorhydrate de strychnine. à 1 °/oo.

5h,30. — L'animal est hyperexcitable. Pas de convulsion.

5h,35. — 1/4 c. c. de chlorhydrate de strychnine à 1 °/oo. Quelques secousses isolées.

6 heures. — 1/4 c. c. de chlorhydrate de strychnine à 1 °/oo. Quelques secousses isolées.

N° 6. — *Lapin*, 1,550 gr.

10 heures. — Injection intraveineuse de 0,05 par kilogr. de chloralose (solution à 8 °/oo).

10h,30. — Sommeil avec exagération des réflexes tendineux, secousses multiples au pincement.

10h,35. — Même état. Injection de 1/3 c. c. de chlorhydrate de strychnine à 1 °/oo dans la veine auriculaire.

10h,40. — Secousses convulsives non fusionnées.

10h,47. — Arrêt des secousses convulsives.

10h,55. — Injection intraveineuse de 1/4 c. c. de chlorhydrate de strychnine à 1 °/oo.

10h,57. — Très courte période de convulsions toniques ; puis secousses isolées non fusionnées.

11 heures. — Injection de 1/4 c. c. de chlorhydrate de strychnine à 1 °/oo.

Répétition des secousses non fusionnées.

11h,8. — Injection de 1 c. c. de chlorhydrate de strychnine à 1 °/oo. Les secousses convulsives restent non fusionnées.

11h,20. — Mort.

Simultanément un lapin témoin de 1,450 gr. avait reçu exclusivement de la strychnine aux mêmes doses.

10h,36. — Injection intraveineuse de 1/8 c. c. de strychnine à 1 °/oo.

10h,40. — Hyperexcitable.

10h,50. — Injection de 1/4 c. c. de chlorhydrate de strychnine à 1 °/oo. Opisthotonos, convulsions toniques puis cloniques typiques.

11 heures. — Injection de 1/4 c. c. de chlorhydrate de strychnine à 1 °/oo. Immédiatement convulsions toniques et cloniques.

11h,6. — Injection de 1/2 c. c. de chlorhydrate de strychnine à 1 °/oo. Convulsions toniques violentes. Mort.

N° 7. — *Lapin*, 1,750 gr.

11h,25. — Injection intraveineuse de 0gr,063 de chloralose par kilogr. = 14 c. c. de solution à 8 °/oo.

11h,40. — Sommeil profond, avec exagération des réflexes tendineux et secousses au pincement.

11h,46. — Injection intraveineuse de ½ c. c. de chlorhydrate de strychnine à 1 ‰.

11h,48. — Secousses non fusionnées.

11h,52. — Injection de 1 c. c. de chlorhydrate de strychnine à 1 ‰. Secousses convulsives isolées.

11h,55. — Injection de 1 c. c. de chlorhydrate de strychnine à 1 ‰ dans la veine auriculaire.

La tête reste quelques secondes en arrière (ébauche d'opisthotonos), puis reparaissent des secousses isolées, moins intenses qu'auparavant.

12h,17. — Arrêt respiratoire.

Un lapin témoin du poids de 1,800 gr. a reçu simultanément de la strychnine seule.

11h,45. — Injection intraveineuse de ½ c. c. de chlorhydrate de strychnine à 1 ‰.

11h,48. — Pas de convulsions.

11h,49. — Convulsions toniques et cloniques.

11h,52. — Injection de c. c. de chlorhydrate de strychnine à 1 ‰.

11h,53. — Fortes crises toniques entraînant la mort.

Il nous paraît inutile de multiplier les exemples de ce genre. Les résultats des expériences faites selon ce type sont toujours identiques. D'ailleurs ce n'est pas avec la strychnine seulement qu'on peut les obtenir. D'autres poisons convulsivants agissent de même façon.

D'autre part, que l'on prenne comme sujet d'expérimentation le cobaye par exemple ou le pigeon, les résultats restent les mêmes.

Nous donnons ici les protocoles de quelques-unes de nos expériences faites sur ce dernier animal.

N° 8. — *Pigeon*, 380 gr.

3h,15. — Injection hypodermique de 2 c. c. de chloralose à 8 ‰ = 0gr,0042 par kilogr.

4h,10. — Sommeil profond, l'animal se couche sur le côté. En lui pinçant les pattes on provoque quelques secousses convulsives de tout le corps.

4h,15. — Même état. Injection hypodermique de 1 c. c. ½ de chlorhydrate de strychnine à 1 ‰ = 0gr,0015 d'alcaloïde.

4h,25. — Convulsions cloniques de très courte durée sans convulsions toniques. Puis secousses convulsives isolées mais rapprochées.

4h,45. Même état, secousses nettement séparées les unes des autres.

5 heures. — Les secousses ont cessé, affaissement.

Un autre pigeon de 350 gr. qui a reçu au même moment un c. c. ½ de chlorhydrate de strychnine à 1 °/oo meurt rapidement, après avoir présenté des secousses toniques et cloniques.

N° 9. — *Pigeon*, 300 gr.

4h.25. — Injection hypodermique de 2 c. c. 1/2 de chloralose à 8 °/oo.

5h.15. — Sommeil profond avec hyperexcitabilité. Injection hypodermique de 1 c. c. 1/2 de chlorhydrate de strychnine à 1 °/oo.

5 heures. — Secousses convulsives non fusionnées. L'animal se rétablit le lendemain.

N° 10. — *Pigeon*, 370 gr.

2h.20. — Injection hypodermique de 2 c. c. de chloralose à 8 °/oo.

3h.10. — Sommeil profond avec hyperexcitabilité. Injection de 1 c. c. 1/2 de chlorhydrate de strychnine à 1 °/oo.

3h.20. — Secousses convulsives non fusionnees.

Au cours de ces expériences avec les substances convulsivantes nous avons remarqué, en outre, le double fait suivant.

Les animaux chloralosés, semble-t-il, ne sont pas rendus plus sensibles vis-à-vis de la strychnine, en ce sens que si l'on injecte, de celle-ci, une dose juste inférieure à celle qui ferait convulser un animal non préparé par le chloralose, cette dose reste également insuffisante vis-à-vis du lapin préparé. C'est ce qu'on voit à l'expérience n° 5. Et cependant, fait qui, au premier abord, paraît absolument opposé, lorsqu'on atteint la dose convulsivante, les premières secousses se montrent généralement plus vite chez l'animal chloralosé que chez le témoin. Nous verrons plus tard comment l'on peut interpréter cette anomalie apparente.

* * *

D'une façon générale nous arrivons donc à ce résultat qu'un corps — le chloralose — que, sur la foi de notre première série d'expériences, nous avions supposé être un excitateur de l'appareil bulbo-protubérantiel et médullaire, se trouvait diminuer l'intensité des convulsions provoquées par la strychnine. Notre hypothèse péchait donc par quelque point. Il restait à démontrer la cause de l'erreur. Pour cela il nous a paru nécessaire d'être fixé tout d'abord sur le rôle que les centres nerveux cérébraux, les centres qui paraissent engourdis sous l'action du chloralose, pouvaient jouer dans cette atténuation du phénomène convulsif. Serait-ce par suite de l'engourdissement cérébral seul que les crises se modifient, ou bien le chloralose déprimerait-il aussi certaines régions du bulbe ou de la protubérance dont l'action serait nécessaire pour que la convulsion présente le caractère de convulsions toniques ou cloniques ?

Pour chercher la réponse à ces questions, nous nous sommes tout d'abord adressé aux grenouilles. Nous n'insisterons pas sur ces expériences. Car la grenouille d'hiver, que nous avons employée, réagit d'une manière fort capricieuse. Néanmoins un assez grand nombre d'entre ces animaux auxquels nous avions enlevé tantôt le cerveau, tantôt les lobes optiques avec le cervelet, ont présenté sous l'influence de la strychnine seule des convulsions toniques et cloniques. L'injection de strychnine chez une grenouille qui a subi l'ablation du cerveau et des lobes optiques ne donne pas lieu au tableau symptomatique qu'elle détermine chez la grenouille non mutilée, mais chloralosée d'avance. En outre, deux séries de grenouilles sans cerveau, ou sans cerveau ni lobes optiques, ayant reçu, l'une seulement de la strychnine et l'autre du chloralose puis de la strychnine, ont présenté des différences généralement très nettes. Les grenouilles ainsi opérées et chloralosées présentent surtout des secousses non fusionnées.

Chez les pigeons, au contraire, les phénomènes se précisent mieux. Ces animaux, qui vivent longtemps sans cerveau, constituent d'excellents sujets d'expérience pour déterminer le rôle du cerveau dans l'action du chloralose sur les phénomènes convulsifs. Mais malheureusement lorsqu'on veut pousser l'investigation plus loin, en éliminant à leur tour les lobes optiques et le cervelet pour établir leur rôle dans l'action du chloralose les résultats deviennent moins décisifs, car l'opération fait perdre beaucoup de sang, de sorte qu'il est difficile de s'assurer si l'ablation a été complète ; puis les animaux ne vivent pas au delà de quelques heures, rarement un jour, de sorte que les phénomènes d'irritation opératoire ont à peine le temps de disparaître.

En tout cas, ces expériences nous ont convaincu que le cerveau ne jouait pas un rôle important dans la modification qui se présente sous l'influence du chloralose, dans le caractère de la convulsion. Les pigeons sans cerveau qui ont des convulsions toniques et cloniques sous l'influence de la strychnine, ne présentent plus, avec les mêmes doses de cette substance, que des secousses convulsives non fusionnées lorsqu'on a pris soin de les endormir préalablement avec le chloralose.

L'extirpation des lobes optiques et du cervelet ne paraît pas non plus empêcher les pigeons d'avoir des convulsions toniques et cloniques sous l'action de la strychnine. Tandis que, chez les animaux ainsi opérés, le chloralose amène les mêmes modifications que tout à l'heure à l'action convulsivante de la strychnine.

N° 11. — *Pigeon*, 400 gr.

Le 23 avril 1907. — Anesthésie à l'éther, extirpation du cerveau.

Le 25 avril, 2 heures. — Injection sous-cutanée de chlorhydrate de strychnine de 1 c. c. $^{1}/_{2}$ à 1 $^{0}/_{00}$.

2h, 4. — Convulsions toniques et cloniques.

2h,35. — Crises de même caractère.

Le 26 avril. — L'animal est mort dans la nuit. Autopsie : Le cerveau a été complètement enlevé.

N° 12. — *Pigeon*, 330 gr.

Le 17 mai. — Anesthésie à l'éther, ablation du cerveau.

Le 19 mai. — Animal en très bon état, respiration : 30.

4h,15. — Injection hypodermique de 2 c. c. de chloralose à 8 $^{0}/_{00}$.

4h,35. — Mal assuré sur ses jambes, chancelle et tombe en marchant, mais se relève assez facilement.

4h,40. — Lorsqu'on le couche sur le côté, il conserve assez longtemps cette position ; quand on lui pince la patte, il présente un tremblement généralisé de tout le corps.

4h,45. — Couché sur le côté, endormi. Secousse de tout le corps au pincement de la patte.

5 heures. — Injection hypodermique de 1 c. c. $^{1}/_{2}$ de chlorhydrate de strychline à 1 $^{0}/_{00}$.

5h,15. — Fortement hyperexcitable.

5h,20. — En l'excitant on provoque des secousses convulsives non fusionnées qui se succèdent assez rapidement.

5h,30. — Mêmes secousses non fusionnées.

5h,40. — Le pigeon est mort.

Ces expériences comparatives ont été répétées sur six autres pigeons écérébrés dont deux ont reçu seulement de la strychnine tandis que les autres ont reçu d'abord du chloralose, puis de la strychnine. Les quatres pigeons qui ont reçu du chloralose et de la strychnine ont eu surtout des secousses convulsives non fusionnées et point de couvulsions toniques d'une certaine durée.

Les deux autres pigeons qui ont reçu exclusivement de la strychnine ont présenté des crises toniques et cloniques.

Chez quelques autres pigeons nous avons extirpé en même

temps que les hémisphères cérébraux, les lobes optiques. Voici les protocoles de ces expériences. Nous laissons naturellement de côté un grand nombre d'expériences où l'opération n'a pas réussi.

N° 13. — *Pigeon*, 280 gr.

Le 26 juin, 8 heures. — Anesthésie à l'éther, ablation du cerveau et cautérisation des lobes optiques. (Cette dernière partie de l'opération demande beaucoup d'attention, car en se rapprochant trop du bulbe on tue les animaux.)

2 heures. — L'animal reste couché sur le ventre, tête déviée à droite. En pinçant la patte de l'animal on provoque un mouvement de culbute d'avant en arrière.

3h,47. — Injection hypodermique de 1 c. c. 1/2 de chlorhydrate de strychnine à 1 0/00.

3h,55. — Rien de particulier.

4 heures. — Culbute spontanée d'avant en arrière, tête reste renversée en arrière pendant quelques secondes après la culbute.

4h,5. —Convulsions toniques généralisées de 20 secondes environ, puis secousses isolées pendant 30 secondes, enfin convulsions cloniques typiques.

4h,12. — Mort. Autopsie : le cerveau a été complètement enlevé. Le lobe optique droit a été complètement détruit ; le lobe gauche montre le trajet de la pointe du thermocautère et autour de ce trajet le tissu parait déchiqueté.

N° 14. — *Pigeon*, 350 gr.

Le 27 juillet 1907, 9 heures. — Anesthésie à l'éther, extirpation du cerveau, destruction au thermocautère des lobes optiques.

2 heures. — Déviation de la tête en arrière et à gauche.

4 heures. — Injection hypodermique de 1 c. c. 1/2 de chloralose à 8 0/00. L'animal s'agite et essaie de culbuter d'avant en arrière.

5h,5. — L'animal, nettement influencé, garde la position qu'on lui donne. Il réagit vivement au pincement de la patte en exécutant des mouvements presque convulsifs avec une forte tendance à la culbute d'avant en arrière.

5h,30. — Même état. Injection hypodermique de 1 c. c. 1/2 de chlorhydrate de strychnine à 1 0/00.

5h,37. — Mouvements convulsifs, consistant en une série de secousses isolées, espacées les unes des autres d'environ 2 secondes.

5h,47. — Les secousses isolées continuent, mais plus rapprochées.

5h,48. — Injection hypodermique de 1/2 c. c. de chlorhydrate de strychnine à 1 0/00.

6 heures. — Secousses isolées continuent encore. Pas de convulsions toniques ni cloniques typiques.

6^h,20. — Mort. Autopsie : le cerveau a été régulièrement extirpé. Les lobes optiques paraissaient complètement détruits. Le cervelet est lésé à sa partie antérieure.

N° 15. — *Pigeon*, 360 gr.

Le 23 août 1907, 9 heures. — Ablation du cerveau, cautérisation des lobes optiques.

2 heures. — Tête fortement renversée en arrière et déviée à gauche. Tendance à la rotation autour de l'axe.

5 heures. — Même position de la tête, œil droit ouvert, cornée sensible, œil gauche fermé, cornée peu sensible. Respiration : 64.

5^h,55. — Injection de 1 c. c. de solution de chloralose à 8 ‰.

6 heures. — Profondément influencé, il garde la position qu'on lui donne. Respiration : 38. Réagit assez vivement au pincement : essais de rotation, quelques tremblements.

6^h,55. — Injection hypodermique de 1/2 c. c. de solution de chlorhydrate de strychnine à 1 ‰ : 0^{gr},0005 d'alcaloïde.

7^h,10. — Rien de particulier.

7^h,11. — Injection de 1/2 c. c. de chlorhydrate de strychnine à 1 ‰.

7^h,13. — Quelques secousses spontanées très espacées les unes des autres, surtout aux ailes.

7^h,14. — Secousses généralisées, isolées.

7^h20. — Injection de 1/2 c. c. de chlorhydrate de strychnine à 1 ‰.

7^h,30. — De nouveau, secousses non fusionnées, non seulement des ailes, mais encore de tout le corps.

7^h,35. Les secousses deviennent plus faibles et plus espacées.

7^h,40. — Mort. Autopsie : cerveau complètement enlevé, lobes optiques régulièrement détruits. Le cervelet est lésé sur une grande étendue.

N° 16. — *Pigeon*, 400 gr.

Le 25 mai, 10 heures. — Anesthésie à l'éther, ablation du cerveau, cautérisation des lobes optiques.

4 heures. — L'animal réagit au pincement de la patte. Injection de 2 c. c. de solution de chloralose à 8 ‰.

5^h,10. — L'animal est nettement influencé, garde la position qu'on lui donne. Il réagit au pincement par une tendance à la rotation à gauche et par un mouvement brusque des ailes.

5^h,15. — Injection hypodermique de 1 c. c. 1/2 de chlorhydrate de strychnine à 1 ‰.

5^h,25. — Secousses convulsives non fusionnées. Pas de crise tonique ni clonique typique.

6 heures. — Même état.

6^h,15. — Mort. —

N° 17. — *Pigeon*, 320 gr.

Le 29 mai, 10 heures. — Ablation du cerveau, cautérisation des lobes optiques et de la plus grande partie du cervelet. (Après cette opération, la plupart des animaux succombent.)

2 heure. — Tête fortement renversée en arrière.

31 mai, 2 heures. — Injection sous-cutanée de 1 c. c. 1/2 de solution de chlorhydrate de strychnine à 1 °/oo. Immédiatement après, une culbute en arrière.

2h,4. — Convulsions toniques et cloniques.

3h,15. — Mort.

Une grande partie du cervelet est indemne.

N° 18. — *Pigeon*, 450 gr.

Le 28 mai. — Ablation du cerveau, cautérisation des lobes optiques et du cervelet.

2 heures. — Réagit au pincement.

3 heures. — Injection hypodermique de 2 c. c. de solution de chloralose à 8 °/oo.

4 heures. — Nettement influencé.

4h,10. — Injection de 1 c. c. 1/2 de chlorhydrate de strychnine à 1 °/oo.

4h,30. — Secousses non fusionnées.

4h,40. — Mort.

Cervelet partiellement détruit, lobes optiques presque complétement cautérisés.

Si nous n'avons pas poussé plus loin nos recherches sur les pigeons et si nous nous sommes contenté des expériences que nous venons de mentionner, c'est que des observations faites chez le lapin nous ont confirmé dans la pensée que le chloralose modifiait et atténuait les crises convulsives strychniques en agissant directement sur l'ensemble du système nerveux central.

En effet, lorsqu'on pratique la section de la moelle épinière d'un lapin entre les deux omoplates et qu'on lui injecte dans la veine une dose suffisante de strychnine, on voit survenir dans les pattes postérieures des contractions convulsives toniques d'une durée de quelques secondes auxquelles font souvent suite quelques mouvements nettement cloniques. Or, si l'on endort un lapin à moelle sectionnée avec le chloralose et qu'ensuite on lui injecte la même dose de strychnine, on n'observe plus, aux pattes postérieures, que des secousses de courte durée.

N° 19. — *Lapin*, 2,415 gr.

Le 7 mai 1907. — Anesthésie à l'éther, section de la moelle épinière entre les deux omoplates.

Le 8 mai, 3 heures. — Reflexes patellaies exagérés. Trachéotomie.

3h,3. — Injection intraveineuse de 1/2 c. c. de chlorhydrate de strychnine à 1 0/00.

3h,9. — Quelques secousses du train antérieur.

3h,10. — Deuxième injection de 1/2 c. c. de chlorhydrate de strychnine à 1 0/00.

3h,15. — Convulsion du train antérieur.

3h,17. — Troisième injection de 1/2 c. c. de chlorhydrate de strychnine à 1 0/00.

Convulsions toniques, puis cloniques du train antérieur ; quelques secousses des pattes postérieures.

3h,24. — Quatrième injection de 1/2 c. c. de chlorhydrate de strychnine à 1 0/00.

Convulsion tonique du train antérieur, durée : 30 secondes (respiration artificielle). Quelques secondes après, le train postérieur présente des convulsions toniques qui durent 20 secondes environ. Puis surviennent des secousses cloniques de tout le corps et des quatre membres (on arrête la respiration artificielle).

3h,30. — Le lapin a, de temps en temps, des secousses convulsives cloniques. Au niveau du train postérieur, on observe surtout de brèves contractions toniques ; les pattes postérieures se mettent brusquement en extension et restent dans cet état pendant 5 à 7 secondes, puis se relâchent. Pourtant on observe aussi de temps en temps, dans les pattes postérieures, quelques secousses de courte durée qui se répètent sans intervalle notable (convulsions cloniques).

4h,9. — Injection de 1 c. c. de chlorhydrate de strychnine à 1 0/00.

Opisthotonos, convulsions toniques, puis cloniques du train antérieur. Au train postérieur, ce qu'on observe, ce sont surtout de courtes convulsions toniques qui durent quelques secondes (4 à 6 secondes).

Grâce à la respiration artificielle, que nous avons rétablie par période, nous avons pu injecter à ce lapin encore 0gr,03 de strychnine en quatre fois et nous avons observé la répetition des mêmes phénomènes : dans le train antérieur surviennent des convulsions toniques et cloniques typiques, tandis que les pattes postérieures présentent surtout des convulsions toniques durant 4 à 6 secondes, auxquelles succèdent quelquefois des secousses cloniques.

Cette expérience répétée sur trois autres lapins nous a donné des résultats identiques.

Voici maintenant ce qu'on observe lorsqu'on endort, par le chloralose, et avant de leur injecter de la strychnine, les lapins à moelle sectionnée.

N° 20. — *Lapin*, 2,425 gr.

Le 23 mai 1907. — Anesthésie à l'éther, section de la moelle épinière entre les deux omoplates.

Le 24 mai 1907. 3h,25. — Injection dans la veine marginale de l'oreille de 0gr,05 de chloralose par kilogr. : 0gr,12 en tout ; 15 c. c. à 8 °/oo.

3h,42. — L'animal s'endort Il réagit au pincement des pattes antérieures par des mouvements répétés presque convulsifs. Le pincement d'une patte postérieure provoque un mouvement lent de retrait de la patte.

4h,15. — Sommeil profond. Réaction vive au pincement des pattes antérieures qui se manifeste sous forme de secousses multiples. Le réflexe tendineux des pattes postérieures est plus vif qu'avant l'injection de chloralose.

5 heures. — Même état.

5h,6. — Injection intraveineuse de 1/2 c. c. de chlorhydrate de strychnine à 1 °/oo.

5h,8. — Quelques secousses isolées du train antérieur.

5h,30. Injection de 1 c. c. de chlorhydrate de strychnine à 1 °/oo.

5h,31. — Secousses isolées et espacées du train antérieur. En pinçant les pattes postérieures, on provoque quelques secousses de courte durée.

5h,45. — Injection intraveineuse de 4 c. c. de chlorhydrate de strychnine à 1 °/oo.

5h,48. — Injection intraveineuse de 1 c. c. de chlorhydrate de strychnine à 1 °/oo.

Dans le train antérieur des secousses convulsives séparées les unes des autres, mais se succédant continuellement.

Dans les pattes postérieures secousses brusques isolées et de courte durée.

6h,10. — Injection intraveineuse de 1 c. c. de chlorhydrate de strychnine à 1 °/o : 1 centigramme.

Convulsions toniques, de très courte durée, au train antérieur ; puis secousses non fusionnées. Aux pattes postérieures secousses brusques qui se répètent à intervalle un peu moins bref que ce n'est le cas dans le train antérieur. En outre, les pattes postérieures ne présentent point les convulsions toniques que nous avons vues chez le lapin non chloralosé.

Ce lapin a encore reçu trois autres centigrammes de strychnine avant de mourir. Il a présenté exclusivement des secousses isolées au train antérieur comme aux pattes postérieures.

Cette expérience ayant été répétée sur quatre autres lapins avec le même résultat, nous admettons que le chloralose, lorsqu'il agit sur la moelle, séparée des centres supérieurs, la met hors d'état d'engendrer sous l'influence de la strychnine des secousses toniques d'une certaine durée. On n'observe que des secousses courtes, non fusionnées, se répétant plus ou moins fréquemment.

Qu'il soit dit en passant que le véronal présente, à ce point de vue, une certaine analogie avec le chloralose. Nous reviendrons ultérieurement sur cette question.

* * *

De ces expériences il résulte que le chloralose modifie le phénomène convulsif engendré par les substances convulsivantes. Il transforme les crises toniques et cloniques auxquelles donnent naissance habituellement ces médicaments. Une fois le système nerveux influencé par le chloralose, il ne se produit plus que des secousses isolées non fusionnées, mais qui sont capables de se répéter pendant un temps assez prolongé. Il y a certainement une action modératrice du chloralose sur la convulsion. Cet effet s'exerce sur toute *l'étendue du système nerveux central.* Cerveau, bulbe, protubérance et moelle sont influencés dans le même sens.

On ne peut donc pas se servir du chloralose pour l'étude de la localisation des centres convulsivants.

Au point de vue auquel nous étions placé en commençant cette étude, nous aboutissons donc à un résultat négatif, mais qui nous paraît être néanmoins d'un certain intérêt relativement à la physiologie générale. En effet, les faits que nous avons vu s'établir peu à peu au cours de cette étude semblent contradictoires. Il nous a paru manifeste que le chloralose exagérait le pouvoir réflexe de la moelle et du bulbe; et cependant la combinaison de ses effets avec ceux de la strychnine nous le montre diminuant l'énergie convulsivante de cette dernière. La convulsion devient discontinue : elle ne se présente plus sous forme de crise ; il semble qu'après chaque décharge les cellules motrices soient épuisées, qu'elles doivent prendre un certain temps de repos avant de pouvoir déterminer de nouvelles secousses. Pourtant si nous considérons que ces secousses isolées des animaux, qui ont reçu chloralose et strychnine, peuvent se répéter pendant un laps de temps fort long, si nous rappelons, d'autre part, les réflexes tendineux exagérés, les secousses multiples, que provoque le pincement chez l'animal simplement chloralosé, il nous est difficile de voir là les signes d'un affaiblissement, d'une dépression de la cellule nerveuse.

Comment donc expliquer ce contraste ? Ici nous entrons dans le domaine de l'hypothèse. Nous pouvons faire une première supposition. L'existence est admise, par quelques physiologistes, de centres inhibiteurs échelonnés le long du système nerveux central : le chloralose paralyserait d'une façon prédominante ces centres, toutefois sans ménager leurs antagonistes. Ces derniers, malgré leur parésie réelle, paraîtraient ainsi exaltés grâce à la disparition de l'effet inhibiteur des premiers, d'où l'exagération des réflexes et des secousses provoquées. Remarquons-le, cette hypothèse laisse insuffisamment expliquée la transformation qu'impose le chloralose à la convulsion strychnique. On comprendrait facilement que cette dernière soit atténuée, plus malaisément qu'elle soit dissociée, fragmentée pour ainsi dire.

Une autre hypothèse consisterait à admettre, dans la moelle même, l'existence de groupes cellulaires A chargés de fusionner les secousses isolées qu'une autre série de cellules nerveuses motrices B seraient seules en état d'engendrer. Dans ce cas le chloralose paralyserait les cellules A, tandis que l'activité de B serait exaltée, soit par une excitation, soit par la suppression d'une action inhibitrice. Mais, entrés déjà dans le domaine de l'hypothèse, cette deuxième explication nous y entraînerait plus avant, et loin de tout point d'appui scientifique, puisqu'elle nécessite que nous admettions l'existence de centres inconnus jusqu'ici et doués d'une fonction nouvelle aussi.

Ne pourrait-on pas supposer plutôt que le chloralose, outre que partiellement il agit d'une façon analogue au chloral, tout en différant par le fait qu'il ne supprime pas la réflectivité, modifie cependant la propriété de la cellule motrice dans un sens spécial qu'il nous reste à définir. En effet, si, comme M. le professeur Mayor nous l'a fait observer, l'on admettait que les cellules nerveuses, sous l'action du chloralose, fussent devenues incapables d'emmagasiner et de conserver à l'état latent l'énergie qu'elles dépenseraient à la suite d'une excitation quelconque, les faits observés trouvent une explication satisfaisante. Au moment où, placée sous l'influence de la strychnine, la cellule motrice de l'animal, préalablement chloralosé, reçoit l'impression excitante, elle réagit dans le sens habituel et provoque une secousse convulsive. Ces secousses isolées, nous les voyons se produire assez fréquemment chez l'animal non chloralosé, comme préliminaire de la crise strychnique. Mais ici elles vont probablement apparaître d'une manière plus précoce, puisque la cellule, sous l'influence du chloralose, est devenue incapable de conserver facilement son potentiel : et c'est précisément ce que nous enseigne entre autres l'expérience n° 5. Puis, une fois la cellule chargée de nouveau jusqu'à un certain point, le déclanchement se produira par le même mécanisme, empêchant qu'une somme suffisante d'énergie soit emmaganisée pour donner naissance à une crise classique à secousses fusionnées. Pour l'animal soumis à ce genre d'expérience, il en résulte deux choses : d'une part, puisque jamais n'éclate le tétanos strychnique, la respiration continuera à se faire suffisamment pour permettre soit une longue survie. soit même le retour à la santé, si la dose de strychnine injectée n'est pas suffisante pour provoquer par elle-même les phénomènes paralytiques qui caractérisent son action terminale. D'autre part, la cellule motrice n'étant point trop profondément déprimée, ce tableau de convulsion dissociée pourra se continuer des heures durant.

Répétons-le, ce n'est qu'à titre d'hypothèse que nous proposons cette explication des effets en apparence paradoxaux relatés au cours de ce travail.

www.ingramcontent.com/pod-product-compliance
Lightning Source LLC
LaVergne TN
LVHW050510160826
845677LV00003B/1054